DES FRACTURES

BI-MALLÉOLAIRES ET ASTRAGALIENNES

COMBINÉES

ET DES CALS VICIEUX

QUI EN RÉSULTENT

PAR

Le Dr Aimé PAGET

LYON

A. REY IMPRIMEUR-ÉDITEUR DE L'UNIVERSITÉ

4, RUE GENTIL, 4

1901

DES FRACTURES

BIMALLÉOLAIRES ET ASTRAGALIENNES

COMBINÉES

ET DES CALS VICIEUX

QUI EN RÉSULTENT

DES FRACTURES

BI-MALLÉOLAIRES ET ASTRAGALIENNES

COMBINÉES

ET DES CALS VICIEUX

QUI EN RÉSULTENT

PAR

Le Dr Aimé PAGET

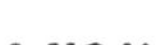

LYON

A. REY IMPRIMEUR-ÉDITEUR DE L'UNIVERSITÉ

4, RUE GENTIL, 4

1901

En faisant cette thèse, qui est un adieu à nos études, nous nous sommes pris à regretter les bons moments passés au lit du malade, avec des maîtres auprès desquels il était si doux de s'instruire, notamment MM. les Drs Clément, Gouilloud, Rafin, qui pendant notre externat à l'hôpital Saint-Joseph, ne nous ont ménagé ni leur temps, ni leurs conseils.

M. le Dr Rafin nous a donné l'idée de ce travail; pendant toutes nos études, c'est vers lui que, dans les moments difficiles, nous allions prendre des encouragements, et nous trouvions toujours chez lui cette bonté dont nous lui serons à jamais reconnaissant.

M. le professeur Soulier a bien voulu accepter la présidence de notre thèse ; c'est un honneur dont nous comprenons le prix.

Que M. le Dr Destot, grâce à qui nous avons une radiographie et qui s'est mis si gracieusement à notre service, reçoive ici l'expression de notre profonde gratitude.

Nous remercions M. le professeur agrégé Gangolphe, M. Jullié, médecin principal de l'hôpital militaire de Saint-Etienne, à qui nous devons deux de nos observations.

INTRODUCTION

Le but de ce modeste travail n'est pas de faire une étude complète des fractures de l'astragale coïncidant avec les fractures bimalléolaires.

Notre intention est à la fois plus pratique et plus restreinte.

Nous ne nous occuperons pas des fractures récentes, parce que nous voulons faire une étude clinique basée sur les faits observés, et que nous n'avons pas à notre disposition de fractures de ce genre diagnostiquées dès le début.

Nous nous bornerons à l'étude des fractures anciennes à consolidation défectueuse, entraînant à leur suite une déformation et une gêne fonctionnelle.

En un mot, nous voulons écrire une contribution à l'étude d'une variété des cals vicieux du cou-de-pied.

Nous nous contenterons donc d'exposer, avec l'aide des travaux modernes, l'état de la question ; nous réserverons de plus amples développements à l'étude clinique et thérapeutique, en nous tenant aux cas trop peu nombreux que nous avons pu relater.

Au point de vue clinique, nous démontrerons que la gravité bien connue des fractures bimalléolaires se trouve ici encore aggravée par l'adjonction de la fracture de l'astragale.

La nécessité de corriger cette double source pathologique d'accidents étant bien démontrée, nous rechercherons s'il existe dans l'arsenal thérapeutique les moyens de les corriger.

Ces moyens seront :

La correction de la déformation malléolaire par l'ostéotomie avec anaplastie malléolaire et l'astragalectomie. La première répondant à l'indication qui découle de la direction vicieuse de l'axe de la jambe; et la seconde aux altérations de la clef de voûte du pied et de son articulation.

DES FRACTURES

BIMALLÉOLAIRES ET ASTRAGALIENNES

COMBINÉES

ET DES CALS VICIEUX

QUI EN RÉSULTENT

HISTORIQUE

Les fractures bimalléolaires ont été l'objet d'études qui constituent d'admirables modèles pour les recherches expérimentales. Rappelons ici les travaux de Pouteau, Dupuytren, Malgaigne, Nélaton, Maisonneuve, Richet, Polaillon, Tillaux, Duplay, Gangolphe.

Quant aux fractures de l'astragale, elles ont été étudiées à diverses reprises par Erichsen, Gaupp, Schepherd, puis par D. Mollière, Jaboulay, et enfin par Rochet (*Archives d'orthopédie*, 1890) ; mais c'est grâce à la radiographie que Destot, dans la thèse de Bergeret, 1898, en a fait la meilleure étude.

En revanche, la combinaison de ces deux lésions, fracture bimalléolaire et fracture de l'astragale, était jusqu'ici restée quelque peu dans l'ombre. Cette coïncidence n'a pas cependant échappé aux auteurs, ceux-ci citent à l'envi la possibilité de cette double lésion, et on pourrait se figurer, à les croire, que de nombreux documents existent dans la science, Rieffel entre autres. « La rupture de l'astragale, dit-il (*Traité de chirurgie clinique et opératoire*, t. II, p. 495), est souvent associée à des déchirures ligamenteuses très étendues du pied et du cou-de-pied, à des fractures des malléoles, du tibia et du péroné, à des luxations tibio-tarsiennes. » En réalité, il n'en est rien, et nous en sommes réduits à quelques faits épars dans les travaux modernes : Ballenghien (thèse de Paris, 1890), Bergeret (thèse de Lyon, 1897) ; ce dernier auteur, rapportant les recherches de Destot, a consacré le premier à cette étude un chapitre spécial.

Nos recherches personnelles nous ont permis de trouver six cas, dont deux opérés (celui de MM. Rafin et Kummer) ont été le point de départ de ce travail. Nous sommes cependant persuadé qu'ils sont plus fréquents, et qu'un examen radiographique, seul moyen de diagnostic précis pour les anciennes fractures du pied, permettra de faire à cet égard de fort intéressantes constatations.

ÉTIOLOGIE

A nous en tenir à nos observations, il nous est facile de retrouver ici les conditions étiologiques invoquées d'ordinaire quand il s'agit de traumas osseux.

Age. — Nos malades étaient des individus d'âge moyen (P., obs. I, avait cinquante-neuf ans; B., obs. II, avait trente-cinq ans; P., obs. III, vingt-deux ans; R., obs. IV, avait quarante-cinq ans, etc.). On conçoit aisément que les enfants, grâce à la laxité de leurs ligaments, échappent ordinairement à la fracture qui nous occupe. Quant aux vieillards, la rupture du col fémoral préserve le tarse postérieur d'un choc suffisamment violent pour le facturer.

Sexe. — Mêmes considérations. Tous nos malades sont des hommes.

Professions. — Il y a lieu d'insister sur la profession du sujet atteint de fractures astragaliennes, c'est en effet une notion étiologique importante, la plus importante de toutes, celle qui, en un mot, est leur raison d'être; couvreurs, maçons, charpentiers, plombiers ou zingueurs, tombent du mur ou du toit qu'ils construisent, employés de chemin de fer (obs. I), cavaliers (obs. III), voituriers, sont jetés à bas de leur monture, ou sautent malheureusement de leur véhicule. A quelques différences près, le traumatisme est le même et le résultat identique : chute sur le pied, le plus souvent sur un de ses bords, et fractures multiples au niveau de la tibio-tarsienne. C'est donc à un traumatisme violent que sont dues les fractures bimalléolaires compliquées de fractures de l'astragale.

Il existe un autre mécanisme de ces fractures, c'est l'écrasement par un corps pesant, le passage d'une roue de voiture, la chute d'une pièce de fonte, nous en avons observé un cas. Mais, outre que ces faits sont plus rares, les lésions qu'ils produisent sont multiples; non seulement les malléoles, mais le tarse antérieur, mais l'extrémité inférieure de la jambe sont traumatisés; le cuboïde, le scaphoïde, le calcanéum, le tibia, le péroné lui-même sont réduits en fragments qui chevauchent les uns sur les autres et donnent une sensation spéciale à laquelle on a donné le nom de crépitation « en sac de noix ». Ici le mécanisme, les symptômes, le diagnostic sont tout différents, aussi nous n'y insisterons pas. Nous bornerons donc notre étude aux fractures produites par une chute.

Comment doit se faire cette chute?

Que le pied soit porté en dehors ou en dedans, il semble que la position de l'extrémité du membre inférieur importe peu ; l'astragale se fracture aussi bien en adduction qu'en abduction. Il semble cependant, d'après les observations que nous avons pu recueillir et la statistique de Gaupp *(Beitrage für klinische Chirurgie*, 1894), que les fractures de l'astragale compliquant les fractures bimalléolaires sont dues plus souvent à une chute sur le bord externe du pied qu'à un traumatisme portant sur son bord externe.

A côté du mode de chute, il nous faudrait étudier aussi l'influence du terrain où se fait la chute. Nous n'insisterions pas sur ce point, si nous n'avions trouvé dans Ballenghien une assertion qui ne nous paraît pas vérifiée dans tous les cas. Ballenghien déclare en effet que les fractures de l'astragale, avec ou sans fractures malléolaires, sont toujours dues à une chute sur un terrain peu résistant ; les fractures du calcanéum proviendraient au contraire d'une chute sur un sol dur ; le calcanéum dans ce cas serait écrasé ; dans le premier cas, le calcanéum s'enfoncerait dans le sol et l'astragale supporterait tout le poids du corps. A l'appui de son dire, Ballenghien apporte son observation (obs. IV). L'observation III nous montre aussi une chute sur le terrain matelassé d'un manège. Mais à côté de ces deux faits, tous les autres, sans exception, sont produits sur un terrain dur ; ballast d'une voie ferrée (obs. I) chemin pierreux (obs. II), un trottoir (obs. IV). Il semble donc que si la nature du terrain a une influence, ce soit, contre l'opinion de Ballenghien un sol, dur qui produise le plus souvent une fracture astragalienne.

Reste, avant de terminer notre étude, une question importante : la *fréquence relative* des fractures de l'astragale dans les cas de fractures bimalléolaires. Ici les matériaux nous font défaut pour une évaluation même approximative. Nous avons déjà dit que les observations manquaient chez les auteurs anciens et même à l'époque actuelle. Depuis quelques années que l'attention s'est portée sur les fractures de l'astragale, une dizaine de cas ont été publiés. Nul doute qu'ils ne deviennent plus nombreux à brève échéance, maintenant qu'on radiographie la plupart des fractures, surtout celles dont la symptomatologie s'écarte un peu de la symptomatologie classique. Quoi qu'il en soit, les fractures de l'astragale compliquant les fractures bimalléolaires sont et resteront probablement une rareté, par rapport au nombre considérable de fractures bimalléolaires classiques.

PATHOGÉNIE

Ces différentes conditions étiologiques agissent de deux façons différentes pour provoquer les fractures multiples et malléolaires et astragaliennes.

1° **Par choc direct.** — Les cas en sont assez rares. Nous avons cependant vu à l'Hôtel-Dieu, dans le service de M. Vallas, un écrasement du tarse postérieur par la chute d'une pièce de fonte. Mais nous n'y insisterons pas. Les lésions observées dans ces cas sont ordinairement complexes, et dans nos observations nous n'avons trouvé aucun cas ayant été causé par ce mode pathogénique.

2° **Par choc indirect.** — La pathogénie de ces fractures a été exposée tout au long dans la thèse de Bergeret; nous dirons en résumé que, dans les traumatismes de faible intensité, il y a fracture bimalléolaire; dans les cas graves, où le malade est tombé de haut, par exemple d'un cheval (obs. III), d'une échelle (obs. IV), de 4 mètres (obs. V), de 8 mètres (obs. VI), ou bien est tombé avec une force vive considérable (obs. I où le malade fut projeté à terre d'un train en marche), dans ces cas là, les lésions sont plus complexes.

Il semble donc, mais ce point mériterait une confirmation expérimentale que nous ne tenterons pas, notre but étant surtout clinique, il semble donc, disons-nous, que la violence du traumatisme soit une condition indispensable à la production de la lésion astragalienne. Toutes nos observations en font foi. Cette influence du traumatisme n'est pas la seule à invoquer.

La torsion du pied a été signalée comme condition nécessaire par tous les auteurs ; nous en avons parlé au précédent chapitre en traitant de la façon dont se faisait la chute, et nous la retrouvons dans toutes nos observations.

ANATOMIE PATHOLOGIQUE

Les lésions sont multiples ; nous ne saurions avoir la prétention de décrire toutes celles qui sont possibles, nous passerons seulement en revue celles qui sont mentionnées dans les faits que nous avons relatés.

A. **Lésions de l'astragale.** — On peut, avec M. Destot, admettre plusieurs types de fractures de l'astragale :

1° Dans les fractures isolées, trois types : scaphoïdien, du col, de Schepherd ;

2° Dans les fractures compliquées, deux types : calcanéen et malléolaire.

N'ayant trouvé dans nos observations que les types malléolaires, le type du col et le type de Schepherd, nous ne décrirons que ces derniers.

La fracture du type cervical a été notée dans nos observations I, II, III. Les lésions ont toujours été les suivantes : la tête de l'astragale a été séparée du corps de l'os par un trait transversal au niveau du col.

Le corps est resté en communication avec le calcanéum, la tête avec le scaphoïde, plus ou moins avancée sur le dos du pied. Jamais dans nos observations nous n'avons trouvé ce trait vertical signalé par les auteurs comme divisant en deux l'astragale dans le sens antéro-postérieur : fracture en T ou en Y.

Le second type rencontré chez nos malades répond assez bien, comme lésions, au décollement de l'apophyse postéro-externe. Dans l'observation VI, l'apophyse postérieure de l'astragale est détachée de son corps suivant la forme bien connue : fragment pyramidal dont la face inférieure, encroûtée de cartilage, représente un triangle à base antérieure, tout ceci à gauche. A droite, l'apophyse postérieure a de même été détachée par un trait de fracture. Sur la face inférieure, le fragment représente un triangle ayant 12 millimètres à sa base, qui est antérieure, et 8 millimètres de hauteur. Nous le répétons, ce sont les deux seuls types que nous ayons rencontrés.

B. **Lésions malléolaires.** — Elles nous rappellent les lésions classiques des fractures bimalléolaires, mais elles sont moins univoques. La malléole interne est ordinairement rompue au niveau du plateau tibial (obs. I), mais jamais avec autant de netteté que dans la fracture de Dupuytren ; c'est parfois seulement la pointe (obs. VI) qui se détache, entraînée par les puissants ligaments latéraux internes. Quant à la malléole externe, c'est ordinairement au lieu d'élection, 5 à 6 centimètres de sa pointe, qu'elle se brise (obs. I, II, III, V, etc.). Le troisième fragment des fractures bimalléolaires (troisième fragment de Tillaux) n'a pas été noté dans les observations que nous avons pu dépouiller.

Mais ces lésions osseuses ne sont pas les seules.

Périoste, ligaments, vaisseaux et même nerfs ne sortent pas indemnes d'un pareil traumatisme ; le périoste est détaché (obs. VI, où la trochlée astragalienne est érodée), les ligaments sont arrachés, les gaines tendineuses sont ouvertes avec ankylose des tendons, et impotence (obs. III, où tous les mouvements, sauf celui de l'extenseur du gros orteil, sont impossibles). Par contre, les fractures sont rarement exposées. On aurait pu croire qu'avec des lésions aussi variées, avec des fragments osseux multiples et tranchants, la fracture dût toujours être ouverte, il n'en est rien ; la communication du foyer avec l'extérieur n'est pas signalée dans les observations que nous avons pu recueillir.

Il nous reste un point important de l'anatomie pathologique à étudier ; ce sont les lésions de l'articulation tibio-péronière dans les vieilles fractures.

Cette articulation est souvent ankylosée à la suite de l'arthrite qui a accompagné la fracture ; il en est de même des articulations tibio-tarsienne, astragalo-scaphoïdienne envahies par des jetées osseuses périostiques. Ils ne sont pas rares, dit Rieffel, les faits où tibia, péroné malléole, astragale sont confondus en un bloc unique. Nicaise *(Bulletin de la Société de chirurgie* 1882, p. 87) en a décrit un beau cas avec autopsie. Dans l'observation de M. Rafin, nous retrouvons cette énorme masse qui englobe à la fois : tibia péroné, articulations. L'articulation tibio-péronière était pour ainsi dire *ossifiée*, le péroné attenant au tibia par un cal osseux d'une grande hauteur. C'est dans ces cas, du reste, que le procédé anaplastique, comme nous le verrons plus tard, trouve son application.

SYMPTOMATOLOGIE

Nous passerons rapidement sur les symptômes qui accompagnent les fractures récentes. Nos observations sont incapables de nous renseigner sur ce sujet, puisque, sauf celle de Kummer, elles ont toutes trait à des cas anciens.

Les fractures par choc direct se reconnaissent à la tuméfaction énorme, aux vastes ecchymoses, aux déformations considérables, à la mobilité anormale, et à la crépitation « en sac de noix » de Rognetta.

Les fractures indirectes se manifesteront par une symptomatologie rappelant dans ses moindres détails la symptomatologie des fractures bimalléolaires. Le plus souvent, abduction du pied avec rotation en dehors, diminution du cou-de-pied, coup de hache de Dupuytren, le tout accompagné de douleurs, mobilité anormale, crépitation.

Tous ces symptômes sont communs aux fractures malléolaires, seules ou compliquées de fractures astragaliennes.

Dans quelques cas, l'astragale décapité par le trait de fracture détermine une symptomatologie un peu spéciale. Au dos du pied on constate une saillie plus ou moins marquée, formée par la tête astragalienne: mais le plus souvent, c'est à peine si l'on perçoit à ce niveau de la crépitation, de la mobilité anormale dans les mouvements de flexion ou de torsion. Dans un cas que nous avons observé, mais que nous n'avons pas cité, car il s'agissait seulement d'une entorse grave avec fracture de l'astragale, le diagnostic put être posé par la présence d'une douleur exquise à la région antéro-interne du cou-de-pied. Ainsi, si la fracture malléolaire est facilement reconnue, ses symptômes, suivant la classique expression de Trélat, « crevant les yeux », il n'en est pas de même de la fracture astragalienne.

Les lésions se trouvent masquées par la fracture bimalléolaire. L'œdème trop abondant empêche un examen attentif, et, dans les cas que nous avons observés les fractures astragaliennes sont toujours restées inaperçues.

Pas de signes pathognomiques de la complication astragalienne, exception faite, bien entendu, pour la radiographie, sur laquelle nous reviendrons plus tard, et que nous a montrée l'ensemble de notre travail.

Jamais le clinicien n'a reconnu, avec une fracture bimalléolaire, l'existence d'une lésion astragalienne; la fracture double a été traitée comme une fracture de Dupuytren classique ; au bout de plusieurs mois ou de plusieurs années, le malade revient trouver le chirurgien, le pied en mauvaise position, la marche difficile, quelquefois impossible, c'est alors que la pensée vient de lésions plus complexes qu'on ne l'avait cru tout d'abord; on fait la radiographie, qui révèle une fracture de l'astragale.

En somme, la symptomatologie spéciale à la complication astragalienne est à peu près nulle, sauf la saillie de la tête du scaphoïde quand elle existe, et le diagnostic est essentiellement un diagnostic radiographique, au moins dans l'état actuel de la question.

Les deux éléments que nous rencontrons constamment associés depuis le début de cette étude concourent à faire des malades qui nous occupent de véritables impotents ; ce sont la déformation de la mortaise tibio-péronière, et la fracture de l'astragale.

La déformation de la mortaise a pour conséquence de troubler les conditions d'équilibre. On sait, en effet, que l'astragale, clef de voûte du pied, n'occupe pas le centre du triangle plantaire formé par la face inférieure du calcanéum (talon postérieur), la tête des métatarsiens (talon antérieur), et la face inférieure du bord externe du pied. L'astragale, centre de pression, ne correspond pas avec le centre de figure, et ses faces latérales se confondant avec les lignes de l'angle postérieur du triangle plantaire, il en résulte que le moindre déplacement du pied, en dehors ou en dedans, aura pour effet de rejeter le centre de pression en dehors de l'aire du triangle plantaire, et, également, les lésions de sa partie antérieure étant les plus fréquentes, il s'ensuit des troubles graves dans l'articulation scaphoïdo-cunéenne. Les suppléances à l'ankylose tibio-tarsienne, qui ont pour siège l'articulation médio-tarsienne, sont donc supprimées ou plus ou moins diminuées (Destot).

Ces modifications à la statique du pied ont pour résultats des fatigues musculaires, des tiraillements tendineux et ligamentaires, des pressions sur les esquilles ou même sur la tête de l'astragale fréquemment déjetée du côté plantaire, le tout rendant les fonctions du pied douloureuses ou même impossibles.

Dans notre observation I, les mouvements du pied sont très réduits, l'axe de la jambe tombe en dedans du premier métatarsien, la marche est gênée au point que le malade ne peut faire 1 kilomètre; il éprouve d'ailleurs de très vives douleurs, et par suite la stabilité du pied sera altérée.

Ces conditions seront aggravées si le pied se porte en avant ou la tige tibiale en arrière, la ligne de pression sera d'autant plus éloignée de la ligne de figure, à laquelle, du reste, elle ne correspond pas dans le pied normal (Terrier et Annequin, *Revue de chirurgie*, 1893, pages 662 et 663).

Quant à la lésion de l'astragale même, elle a pour conséquence de supprimer plus ou moins complètement sa fonction, qui consiste à recevoir le poids du corps, à le transmettre, à le disséminer dans les divers éléments qui forment le trépied plantaire.

Là ne se bornent pas les méfaits de cette fracture. Nous avons vu que la fracture de l'astragale avait pour conséquence fréquente l'ankylose tibio-tarsienne; dans l'observation I l'ankylose est complète.

PRONOSTIC ET TRAITEMENT

Les deux éléments anatomiques dont nous venons de parler sont jugés à bon droit comme les agents de la statique et de la marche.

L'axe de la jambe dévié ne fait que se dévier encore davantage ; les tendons, les ligaments tiraillés, les pressions sur les fragments osseux amènent des douleurs qui augmentent de plus en plus pendant la marche. Le pied valgus ne repose plus que sur sa face interne, des durillons enflammés viennent compléter le tableau, et c'est dans cet état que le malade, voyant avec la souffrance augmenter la déformation de son pied, vient trouver le chirurgien en lui demandant de le soulager et de lui redonner l'usage de son membre.

Ce résultat, le chirurgien l'obtiendra en remplissant les deux indications suivantes :

1° Corriger la déviation malléolaire;

2° Refaire une articulation tibio-tarsienne.

1° Correction de la déviation malléolaire. — Cette première indication a été, depuis ces vingt dernières années, l'objet de nombreux travaux qui semblent avoir résolu la question. Pour redresser la déviation malléolaire, on a proposé :

a) L'ostéoclasie, *b)* l'ostéotomie.

a) *Ostéoclasie.* — L'ostéoclasie n'a guère en sa faveur que son innocuité. Nous ne reviendrons pas sur les vieilles discussions. Cette méthode, qui dans certains cals vicieux pourrait être employée avec avantage, ne saurait trouver sa place ici, car elle est incapable de remédier aux deux éléments que comporte la lésion en question.

b) *Ostéotomie.* — C'est à celle-ci que nous aurons recours. Grâce aux travaux de divers auteurs, parmi lesquels nous citerons les noms lyonnais d'Ollier *(Traité des résections)*, Gangolphe *(de l'Ostéotomie dans les cals vicieux,* thèse de Lyon, 1882, *Lyon médical)* et son élève Huber (thèse, Lyon, 1897), la question semble résolue, et nous ne saurions mieux faire que d'emprunter à la leçon de Duplay (*Leçons cliniques*, Paris, 1899) le résumé de l'état actuel de la question.

Mais il est un point sur lequel nous désirons insister plus particulièrement, parce que son importance est capitale et qu'il a fait naître divers modes opératoires, c'est la nécessité de la conservation des malléoles.

Il importe assurément de rétablir l'axe normal de la jambe et du pied, mais il est non moins important de conserver le résultat acquis. La condition primordiale de cette conservation se trouve dans l'intégrité des malléoles redressées.

La physiologie et les faits plaident ici dans le même sens.

Physiologiquement, on sait que les malléoles et surtout l'externe encadrent l'astragale, formant les tenons d'une mortaise qui empêchera, dans une large mesure, le déplacement du plateau tibial.

L'histoire clinique tout entière de la fracture bimalléollaire ne nous apprend-elle pas que, si la déviation de la jambe est le résultat immédiat du traumatisme et s'il est juste d'invoquer dans une large mesure l'action traumatisante, il n'est pas moins rationnel de faire jouer un rôle important à la lésion anatomique elle-même? En d'autres termes, la déviation du pied est la conséquence nécessaire de la suppression anatomique ou physiologique des malléoles. Le fait suivant, dont nous donnons le résumé, ne confirme-t-il pas l'enseignement bien connu d'Ollier sur la nécessité de la conservation des malléoles? Voici le fait (Terrier et Annequin, *Revue de chirurgie*, 1893), il s'agissait d'un terrassier qui avait eu la jambe prise dans un éboulement; soigné à l'hôpital d'Ay, il vint deux mois après à l'hôpital Lariboisière à Paris, où l'on constata : « Fracture sus-malléolaire vicieusement consolidée de la jambe gauche, cal difforme, pied en luxation externe, mortaise tibio-péronière déjetée en dehors, diamètre bi-malléolaire augmenté. Marche difficile. »

On fait l'opération : malléole interne très volumineuse, elle est réséquée. Tentatives de réduction. Malléole externe dirigée en dehors très obliquement, résection cunéiforme du fragment. Appareil plâtré. Deux ans après le malade revient, il a le pied dévié en dehors et en arrière; les mouvements limités. L'axe statique prolongé de la jambe vient raser le bord interne du premier métatarsien au lieu de tomber dans le premier espace intermétatarsien. Nouvelle opération qui explique ce fait, on trouve en effet les deux malléoles absentes, la mortaise tibio-péronière absente remplacée par le tibia modérément hypertrophié. Manuel opératoire : incision en H, on s'occupe alors de refaire une mortaise aux dépens du tibia et surtout une malléole externe puissante, ce qui fut obtenu à l'aide de l'ostéotome placé verticalement et transversalement. L'astragale fut placé dans la nouvelle mortaise. Appareil plâtré. Trois mois après, la nouvelle articulation permet au pied d'exécuter des mouvements sans douleur. Six mois après, marche régulière. Ce fait de la nécessité de la conservation des malléoles étant bien établi, examinons ensemble les divers procédés.

Après l'ostéotomie du péroné et le redressement du pied, étant supposé le cas de déformation en valgus, il se produira un espace libre entre les deux fragments, l'inférieur constitué par la malléole devenue mobile, et le supérieur constitué par la diaphyse péronière. Sous l'influence de la marche cet espace vide tendra à se combler, le pied, médiocrement soutenu par une malléole externe anatomiquement mais non physiologiquement rétablie, tendra à se porter de nouveau en valgus.

On s'est préoccupé de remédier à cet état de choses, de prévenir la déformation en menace de récidive. De là sont nés divers procédés pour la conservation des malléoles :

1° L'ostéotomie simple ;

2° L'ostéotomie oblique ;

3° L'anaplastie malléolaire (procédé Rafin).

Nous insisterons seulement sur le procédé de M. Rafin.

Dans son cas, ce chirurgien modifia l'ostéotomie ancienne à l'aide d'un nouveau procédé d'anaplastie malléolaire.

Le cas était complexe, la malléole péronière était soudée en position vicieuse avec la face externe du tibia, et, par suite, la déformation en baïonnette ne pouvait être corrigée même après ostéotomie du péroné ; de plus, toute la région était le siège d'une induration qui enlevait aux tissus toute leur élasticité. La malléole externe est alors séparée de la face externe du tibia à l'aide du ciseau à froid, et devient dès lors absolument mobile dans le sens latéral à la façon d'un volet. Le redressement du pied est encore très difficile. On fait l'ablation de l'astragale, qui est enlevé en deux morceaux. L'astragalectomie et l'ostéotomie du péroné avaient donné une mobilité suffisante pour redresser le pied, mais on avait la sensation nette que la déformation se reproduirait aisément. Il s'agissait alors de fixer solidement la malléole externe ; celle-ci, en effet, séparée de la diaphyse péronière, jouissait d'une certaine mobilité dans le sens vertical, et il était aisé de voir que sous l'influence de la traction exercée par les tissus chroniquement enflammés et épaissis, et surtout sous l'influence de la marche, elle ne tarderait pas à exécuter un mouvement ascensionnel jusqu'à sa rencontre avec la diaphyse péronière, laissant ainsi la déformation en valgus se reproduire aisément. Pour arriver à ce résultat, M. Rafin imagina le procédé suivant:

Aux dépens de la face externe du tibia il tailla une véritable loge, à plans droits, suffisamment profonde pour que la malléole externe pût s'y encastrer solidement.

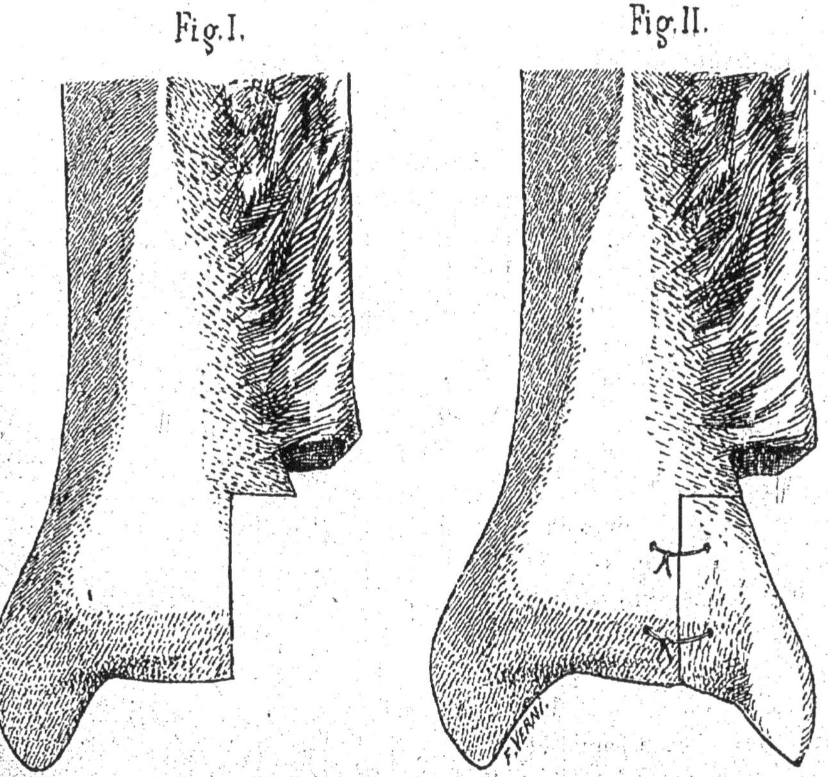

De plus, cette loge avait été taillée assez bas pour que la malléole ne pût venir s'y loger qu'à l'aide d'un violent effort pour l'abaisser; ceci pour conserver à la malléole péronière la plus grande longueur possible.

Deux points de suture à fils perdus la fixèrent définitivement dans cette position.

Ce procédé anaplastique constitue en somme un simple travail de menuiserie chirurgicale, et nous semble appelé à trouver son application dans les cas analogues, c'est-à-dire ceux dans lesquels il y a une lésion grave de l'articulation tibio-péronière et, consécutivement, suppression anatomique ou physiologique de cette articulation.

Si le nœud de la question se trouve dans les deux points que nous venons de mettre en valeur : ostéotomie du péroné et astragalectomie, il n'en est pas moins vrai qu'il faille s'occuper aussi de la malléole interne, tâche qui devient très facile, l'astragale une fois enlevé.

On pourra alors, s'il y a lieu, faire soit une abrasion modelante de la face interne du tibia, soit l'ostéotomie linéaire ou cunéiforme.

2° **Réfection d'une articulation tibio-tarsienne.** — L'astragalectomie, au dire de Duplay, n'aurait jamais été pratiquée pour le traitement des cals vicieux du cou-de-pied; cependant nous en avons trouvé plusieurs exemples, notamment deux cas du professeur Ollier (*Traité des résections*).

Assurément cette intervention a pu, malgré ses avantages, n'être pas jugée indispensable pour redresser les fractures bimalléolaires simples. Il ne saurait en être de même, dans les cas de fractures bimalléolaires coïncidant avec les fractures de l'astragale vicieusement consolidées. L'astragalectomie nous semble le complément nécessaire de l'ostéotomie malléolaire, parce que sans elle on ne pourra obtenir le redressement du pied, en raison de la déformation osseuse et de l'ankylose.

C'est à l'illustre maître lyonnais Ollier que revient le mérite d'avoir magistralement étudié la valeur de l'astragalectomie dans la résection tibio-tarsienne [1] (Ollier, *Traité des résections*, III, et Vallas, *Revue de chirurgie*, 1890) et d'avoir montré que la résection de l'astragale devait être considérée comme le temps initial, essentiel et parfois exclusif de la résection tibio tarsienne. Qu'il s'agisse d'une intervention pour tumeur blanche tibio-tarsienne ou d'une résection orthopédique.

Elle permet en effet de conserver les malléoles, d'enlever un os déformé, d'ouvrir un large accès dans toutes les régions dont on pourra modeler les surfaces, tout en assurant, s'il y a lieu, le plus efficace des drainages. Grâce à l'espace libre que laisse l'astragale, dit-il, on peut fouiller partout et aller chercher les parties malades dans les recoins les plus reculés. Ce n'est pas tout, l'ablation de l'astragale donne au pied une énorme mobilité ; le pied peut être porté avec la plus grande aisance dans tous les sens. Le chirurgien expérimenté en tirera dès lors le plus précieux profit, pour corriger les déformations latérales et antéro-postérieures qui peuvent exister.

L'exactitude de ces faits est tellement éclatante pour

[1] Notre maître M. Rafin, que nous avons vu pratiquer plusieurs fois l'astragalectomie, nous rappelait à ce propos les termes élevés et admirablement justes avec lesquels M. Fochier avait apprécié cette partie de l'œuvre du maître lyonnais, dans le discours prononcé à l'occasion de ses funérailles.

tous ceux qui connaissent l'enseignement d'Ollier, que la démonstration en paraît superflue.

Ayant eu l'occasion de voir pratiquer par M. Rafin bon nombre d'astragalectomies, nous avons pu nous en assurer nous-même.

Un dernier mot, enfin, sur la valeur de l'astragalectomie dans le traitement du pied plat valgus, qui s'observe fréquemment dans la fracture bimalléolaire. Après l'astragalectomie, en effet, la position en quelque sorte naturelle du pied, celle qu'il tend à prendre spontanément, c'est le varus, position vicieuse, mais, en somme, à rechercher quand le pied est en valgus. En même temps la voûte plantaire se relève. Aussi Margary a-t-il eu l'idée de traiter le pied plat par l'astragalectomie, et, dans les cas qui nous occupent, en face d'un valgus excessif, on est à se demander si pour obtenir une correction plus parfaite, il ne serait pas bon d'enlever aussi le scaphoïde.

Il nous reste enfin une question à résoudre, celle du moment de l'intervention.

Nous n'hésitons pas à répondre ; il faut opérer le plus hâtivement possible les fractures de l'astragale compliquant les fractures bimalléollaires.

Si une telle fracture de date récente, sans trop de déplacement des fragments, peut être réduite facilement, on peut espérer encore sur le traitement par l'immobilisation, et surtout par le massage et la mobilisation ; mais pour arriver à un résultat favorable, il faudra de la part du chirurgien beaucoup de soins et de patience.

En revanche, lorsqu'il sera démontré que la déformation ne peut être corrigée manuellement, que l'articulation ne peut plus reprendre ses fonctions, que des cals osseux ont rendu à jamais au malade un pied gênant et douloureux, c'est alors que toute hésitation de la part du chirurgien serait coupable, et que celui-ci, par une opération semblable à celle dont nous parlons, doit lui rendre l'usage de son membre.

Une opération hâtive préviendra les raideurs étendues à toutes les articulations, les modifications trop considérables de la forme du pied, les déformations des surfaces articulaires, l'épaississement des parties molles, l'atrophie, l'œdème, les jetées osseuses, toutes causes qui rendraient plus tard l'opération plus laborieuse et moins satisfaisante. C'est ce que nous allons voir dans le chapitre suivant sur le mode opératoire, où nous verrons M. Rafin, malgré toutes ces difficultés, mener à bien son opération, opération satisfaisant pleinement malade et chirurgien, mais dont les résultats auraient été meilleurs encore, si le temps n'avait permis aux productions osseuses de s'étendre, aux tissus, aux tendons et aux ligaments de perdre une élasticité difficile à recouvrer.

TECHNIQUE OPÉRATOIRE

Nous avons en vue, dans ce dernier chapitre, les fractures de l'astragale combinées à la fracture bimalléolaire par abduction. C'est le cas du malade opéré par M. Rafin.

Nous décrirons le procédé d'astragalectomie et d'anaplastie malléolaire employé par ce chirurgien.

On prendra, cela est évident, les précautions antiseptiques habituelles ; nous n'en parlerions pas si nous ne devions insister sur la nécesssité de bains locaux répétés et prolongés, pour la désinfection du pied et l'ablation de toutes les callosités, durillons, que ce membre présente souvent en pareil cas. On emploiera la bande d'Esmark ; les manœuvres en seront facilitées.

Premier temps. — Il comprend deux incisions, l'une au-devant du péroné, l'autre au-devant du tibia comme dans le procédé d'Ollier.

L'incision péronière devra être largement suffisante, afin que les manœuvres soient plus faciles.

Quant aux incisions de décharge, s'il est peut-être plus chirurgical de les faire au premier temps de l'opération dans les résections pathologiques, ici, au contraire, vu les déformations de la région, il sera préférable de les réserver pour la fin.

Deuxième temps. — Ostéotomie du péroné. — Deux cas peuvent se présenter : ou bien l'articulation tibio-péronière sera intacte, et la malléole présumée suffisamment mobile pour être abaissée, ou bien, ce qui semble devoir être le cas le plus fréquent, cette articulation est remplacée par une ankylose plus ou moins complète.

Dans le premier cas, on pourra se contenter d'une simple ostéotomie transversale ou, mieux, on pratiquera une ostéotomie oblique à trait dirigé de haut en bas et de dehors en dedans.

Le dernier procédé aura l'avantage de conserver le contact entre les deux fragments quand le pied sera reporté en adduction. Une suture assurera le contact.

Dans le deuxième cas, on pratiquera le procédé anaplastique de M. Rafin.

On commencera par faire une ostéotomie rigoureusement transversale du péroné, juste au-dessous du point d'inflexion de la fracture. Puis, à l'aide d'un ciseau à froid, large et d'épaisseur moyenne, on séparera la face interne de la malléole de la face externe du tibia, et, s'il y a lieu, de l'astragale, ce qui aura pour résultat de libérer complètement en haut et en dedans la malléole externe, sans léser ses connexités avec la peau en bas, en dehors et en arrière.

Troisième temps. — Dénudation et extirpation de

l'astragale suivant le procédé ordinaire des résections orthopédiques.

On sera le plus souvent contraint de l'enlever en plusieurs fragments, et même de la sculpter en partie, pour la séparer, soit du plateau tibial, soit des autres régions.

Quatrième temps. — Le pied est devenu complètement mobile. On examinera alors la malléole interne, en utilisant la large surface d'accès sur sa face interne que donne la résection de l'astragale. Suivant le cas, on se contentera d'abraser sa surface irrégulière, ou bien on entamera plus ou moins largement sa face interne à la curette, de façon à supprimer toute saillie au dedans, ou bien on fera une ostéotomie suivie de redressement. Ce n'est qu'exceptionnellement que l'ostéotomie cunéiforme, faite par sa face externe, nous paraît devoir être employée.

Cinquième temps. — Evidement du plateau tibial ; nettoyage à la curette suivant le cas; mais, en tout cas, le plateau tibial devra être débarrassé de tout ostéophyte.

Sixième temps. — Anaplastie de la malléole externe.

Le pied sera mis dans la situation normale et même en adduction exagérée.

Dans cette position la malléole externe s'abaissera, on complétera cet abaissement en exerçant une traction sur elle.

On verra ainsi à quelle hauteur devra se trouver la

limite supérieure de la niche osseuse que l'on va lui tailler sur la face externe du tibia. Celle-ci sera taillée à pans rectilignes et à angles droits. Elle devra avoir une profondeur à peu près égale à l'épaisseur de la malléole, de façon à bien la loger, pas trop profonde cependant, pour ne pas diminuer trop considérablement la largeur de la mortaise. On aura soin d'éviter de tailler son bord supérieur trop haut, afin que la malléole ne puisse venir s'y loger que sous l'influence d'un effort suffisant; cet effort devra parfois être considérable, en raison de la rétraction et de l'induration des parties molles ; de cette façon, elle s'appuiera bien sur la paroi supérieure de la loge. Il vaut mieux tailler trop bas, quitte à enlever des copeaux successifs. Dans le cas où la mortaise tibio-péronière semblerait avoir été diminuée trop considérablement dans ses dimensions transversales, on pourrait évidemment entamer la face interne des malléoles épaissies.

Septième temps. — Suture de la malléole avec le tibia au fil d'argent perdu; deux points semblent suffisants.

Huitième temps. — Drainage.

On pourra se contenter de deux drains, l'un externe, l'autre interne, au niveau des incisions, ou faire une ou deux contre-ouvertures pour placer des drains en X, ce qui, cependant, nous semble superflu, si l'on opère sur une région non infectée.

Toutefois, un drainage nous paraît nécessaire, car il persiste un peu d'espace.

Neuvième temps. — Pansement.

Bandage plâtré, en ayant soin de porter le pied en dedans et en arrière et en prolongeant le bandage plâtré jusque sous le gros orteil, pour en éviter la flexion.

Les soins consécutifs immédiats ne présentent rien de particulier. Insistons seulement sur la nécessité d'une mobilisation progressive et hâtive, tout en évitant de faire marcher le malade. Non seulement il faudra attendre une solide consolidation des malléoles pour permettre la marche, mais, sous peine de s'exposer à la reproduction de la déformation, le malade devra être surveillé. On devra lui faire porter un appareil de soutien: un soulier à semelle renforcée en dedans, avec lame métallique soutenant la face interne du pied, rendra des services.

On tirera parti de l'électrisation, du massage, du traitement thermal, pour combattre les atrophies, les œdèmes, les raideurs, les troubles circulatoires et les troubles nerveux douloureux amenés par l'ancienneté de la lésion.

OBSERVATIONS

OBSERVATION I (personnelle)

P..., employé à la Compagnie du Gaz de Lyon, cinquante-neuf ans, entre à l'hôpital Saint-Joseph le 20 avril 1899, pour une fracture de Dupuytren survenue le 18 février 1894.

La fracture s'est produite le malade descendant d'un train en marche.

Il ne demande des soins que treize jours après l'accident. Un chirurgien appliqua alors un bandage plâtré qui fut laissé à demeure trente-neuf jours. Le chirurgien constata alors la mauvaise position du pied.

Depuis lors il n'a jamais pu marcher commodément et les difficultés de la marche se sont accentuées surtout depuis deux ans. L'examen du membre inférieur fait constater la déformation en coup de hache caractéristique, à 3 ou 4 centimètres de la pointe de la malléole externe; elle est très prononcée.

Mensuration.

Diamètre bi-malléolaire :

Côté sain. . . . 6 centimètres
Côte malade . . 10 —

Largeur de la malléole interne (mesurée du bord postérieur au bord antérieur) :

Côté sain . . . 4 centimètres.
Côté malade . . 6 —

Distance de la pointe de la malléole interne à la plante du pied :

Côté sain . . . 10 centimètres.
Côté malade . . 7 —

Cette dernière mensuration n'a qu'une valeur relative, en raison de la difficulté que l'on éprouve à percevoir exactement les limites inférieures de la malléole interne.

Distance du bord postérieur de la malléole interne à la face postérieure du talon :

Côté sain . . . 10 centimètres.
Côté malade . . 8 —

Longueur du bord interne du pied, mesurée de l'extrémité du gros orteil à l'articulation tibio-tarsienne :

Côté sain . . . 17 centimètres.
Côté malade . . 14 —

Tous les mouvements du pied sont très réduits. Les mouvements d'adduction et d'abduction ont pour siège les articulations antérieures, et non l'articulation tibio-tarsienne. La malléole interne forme une masse osseuse volumineuse. La jambe est œdématiée (3 centimètres de circonférence en plus que du côté sain, au niveau du mollet). Le pied a l'aspect du pied plat valgus. Le pied plat est très net sur l'empreinte qui a été prise. L'axe de la jambe tombe en dedans du premier métatarsien. La marche est gênée au point que le malade ne peut faire un kilomètre. Il éprouve d'assez vives douleurs.

A première vue, il était facile de voir que nous avions affaire à une fracture bimalléolaire, type Pouteau-Dupuytren, vicieusement consolidée ; mais cette lésion nous parut complexe, et la radiographie, que nous devons à l'obligeance de M. Destot, confirme cette opinion, en nous montrant qu'il y avait eu également fracture de l'astragale. Quant à l'augmentation du diamètre malléolaire, il pouvait être mis sur le compte, soit de l'hyperplasie osseuse, soit d'un diastasis, auquel cas on pouvait se demander si l'astragale ne s'était pas enfoncé partiellement et à la façon d'un coin, entre les deux extrémités inférieures de la jambe.

Vu l'impotence presque absolue du sujet et son état général passable, l'intervention parut indiquée, bien que l'état des os, leur hyperplasie, le volume considérable qui en résultait, fissent prévoir quelques difficultés.

13 mars 1899. — Anesthésie à l'éther. Bande d'Esmark. Durée de l'intervention, deux heures. Incision sur le bord externe du péroné, au niveau du foyer de la fracture. Le périoste décollé sur une petite étendue, M. Raffin pratique au ciseau l'ostéotomie du péroné. Celle-ci est complète, néanmoins la malléole externe, détachée, n'acquiert aucune espèce de mobilité. La raison en est trouvée aisément ; il existe, en effet, une ankylose osseuse complète de la malléole avec la face

externe du tibia. Par un coup de ciseau à froid au niveau de leur jonction, la malléole est séparée; complètement mobile, elle peut alors se mouvoir en dehors, s'ouvrant à la façon d'un volet. La longueur du fragment ainsi détaché est de 4 centimètres, il est recouvert par la peau, sauf du côté qui adhérait au tibia.

On tente alors de porter le pied en varus, mais celui-ci reste complètement fixé dans sa situation défectueuse.

Pour le mobiliser, il faudra donc, ou sectionner la malléole interne, ou enlever l'astragale. Ce dernier procédé semble préférable, car l'astragale est fracturé, et l'articulation tibio-tarsienne est ankylosée. La section de la malléole interne ne donnerait certainement pas toute la mobilité désirable.

M. Raffin prolonge donc l'incision péronière en bas, à l'ordinaire, et incise en avant de la malléole interne, suivant le procédé d'Ollier. Ces incisions traversent des tissus lardacés. L'astragale est séparée au ciseau du plateau tibial, et enfin extrait en deux fragments. Cet os est augmenté de volume, ses surfaces cartilagineuses ont disparu.

L'astragalectomie terminée, le pied est dès lors mobile, et peut se placer à peu près en position normale, malgré la saillie de la malléole interne.

Il taille alors, au dépens de la face externe du tibia, une large encoche modelée exactement de façon à recevoir la malléole externe, tout en la maintenant abaissée. A l'aide d'une violente adduction, la malléole externe est amenée dans cette encoche, elle s'y encastre solidement. Deux points de suture en fils d'argent perdus achèvent de la fixer. Drains en X. Bandage plâtré.

8 juin. — En raison du drainage et du mauvais état des tissus, la cicatrisation a été lente à s'effectuer, bien qu'il n'y ait pas eu traces de suppuration. Actuellement, elle est complète. Il y a eu vers le milieu de mai quelques jours de rétention d'urine, attribuable à l'âge, au séjour au lit, à la constipation.

4 juillet. — Un peu de tendance à la déviation du pied en dehors, qui nécessite le maintien d'un appareil plâtré.

5 août. — Appareil silicaté avec lequel le malade marchera.

8 octobre. — Nouvel appareil.

Mai 1900. — Le malade a marché jusqu'à présent d'une façon assez défectueuse. Il se plaint de douleurs diverses dans le talon. Le résultat n'est pas encore acquis définitivement. Il y a cependant de l'amélioration. Traitement aux eaux d'Aix.

Octobre 1900. — S'est bien amélioré, marche aisément.

27 février 1901. — Ne souffre plus dans la marche, porte des poids de 80 kilogrammes, fait les gros travaux de cuisine chez les petites sœurs des pauvres, et trouve qu'il fait encore des progrès. Le pied opéré offre un peu de pied plat, mais le pied sain en offre aussi. L'œdème a complètement disparu, les tissus sous-cutanés sont souples. Quant aux mouvements, ils ne siègent que faiblement dans la nouvelle tibio-tarsienne, ils sont suppléés surtout par ceux de la médio-tarsienne; la partie interne du pied s'est rapprochée du

bord antérieur de la malléole interne et a formé une néo-articulation. Quant aux orteils, ils sont encore enraidis, mais néanmoins ils ont acquis depuis l'opération des mouvements assez étendus. Pas de durillons, sauf sous le gros orteil et antérieurement à l'opération.

OBSERVATION II

(Kummer, Congrès de chirurgie 1897.)

M. B..., trente-cinq ans, dans une course, eut le pied droit pris entre deux rochers à la suite d'une glissade sur de la neige. Un médecin, qui participait à la course, constata les symptômes d'une foulure au niveau de l'articulation tibiotarsienne. Après avoir fait transporter le malade à son domicile, il institua un traitement de massage sans appliquer aucune attelle au pied. Appelé en consultation le lendemain matin de l'accident, je ne puis constater que les symptômes d'un épanchement sanguin extra-articulaire au niveau de la région tibio-tarsienne. Le pied, très fortement enflé, offrait une attitude presque normale, avec cependant une légère tendance au varus. Les mouvements de l'articulation tibio-tarsienne étaient douloureux et furent peu examinés d'une façon complète; vingt jours après l'accident, je pus constater, lors d'une nouvelle consultation, une diminution notable de l'enflure; par contre, le pied était enkylosé en varus équin forcé. Aux manœuvres de réduction instituées sur-le-champ, le pied opposa une résistance considérable. La force de deux hommes suffit à peine pour ramener le pied un peu au-dessus de l'angle droit. En même temps une légère crépitation osseuse se fit sentir.

Un appareil plâtré fut appliqué dans le maximum de redressement possible. Le malade commença immédiatement les premiers mouvements de l'appareil plâtré, qui fut retiré au bout de huit jours et remplacé par un traitement de massage et de mobilisation, dans un établissement orthopédique de la ville de Paris. Néanmoins un peu d'équinisme persiste et le varus s'accentue. Le malade marche beaucoup plus sur le bord externe du pied et souffre beaucoup dans la région tibio-tarsienne. Cette dernière articulation est complètement ankylosée, et les quelques mouvements qui existent encore sont exécutés dans la médio tarsienne. Le malade revient me voir, et me demande un traitement propre à lui mobiliser le pied et à lui supprimer la douleur. A ce moment, je constate une position en varus prononcé.

La face externe du calcanéum est tournée vers le sol, le malade s'appuie sur le bord externe du pied, et l'empreinte que nous avons conservée à cette époque expose ce fait d'une façon très remarquable.

On constate plus particulièrement ce fait, que la largeur de l'empreinte du 4e au 5e orteil est beaucoup plus considérable que l'autre, parce que le malade s'appuie sur le bord externe du pied droit. Ce pied est en même temps un peu plus court que l'autre. Le malade affirme que cette difformité est bien due à l'accident. La malléole externe est proéminente; la malléole interne est effacée. La saillie du tendon d'Achille est effacée, comme si le plateau tibial avait glissé en arrière sur la poulie astragalienne.

Mensuration. — Pointe de la malléole interne à bord postérieur du calcanéum, 9 1/2 à gauche, 8 1/2 à droite. Malléole interne à tendon d'Achille, 3 1/2 à gauche, 2 1/2 à droite. Longueur du pied droit 24, gauche 26, mollet à droite 32, gauche 38.

Au-dessous et en arrière de la malléole interne existe une douleur à la pression. L'articulation tibio-tarsienne est complètement ankylosée; par contre, les mouvements des petites articulations médio-tarsiennes se sont développées par compensation.

Un traitement orthopédique continué n'ayant pas donné de résultats, le malade étant, par le fait même de ses lésions, boiteux et souffrant, une intervention opératoire paraît indiquée.

L'intervention consistera en une ouverture de l'articulation tibio-tarsienne, suivie de mesures commandées par l'état anatomique de la région. Ce sera fort probablement une résection orthopédique de l'articulation tibio-tarsienne.

Opération. — 2 décembre 1884. Narcose chloroformique. Mesures antiseptiques habituelles. Incision externe. On constate une soudure anormale de l'astragale avec le tibia et, pour avoir un accès plus libre, on ajoute une incision transversale de 11 centimètres, allant sur le bord postérieur du péroné. On constate une ankylose osseuse de l'astragale avec le tibia, du péroné avec le calcanéum.

L'articulation astragalo-scaphoïdienne est restée intacte. La poulie astragalienne a subi en dehors une rotation de 45 degrés; la surface est dépourvue de cartilage. Au marteau on enlève la poulie astragalienne, ce qui permet de luxer le pied en dehors. La tête de l'astragale, qui avait été séparée de la poulie par un trait de fracture siégeant au niveau du col, est déplacée en haut et en avant, et solidement soudée au pourtour inférieur du tibia Elle est enlevée au ciseau et au marteau. Après avoir égalisé la surface osseuse du calcanéum, je crée à la surface de section du tibia une nouvelle malléole interne pour donner de l'appui à la nouvelle articulation, et j'emboîte ensuite le calcanéum dans la cavité tibiale, tout en ayant soin d'introduire entre les deux fragments un tampon de gaze iodoformé Suture des incisions cutanées en ménageant leur ouverture pour le passage du tampon.

Les suites sont des plus simples, la température monte une seule fois, le lendemain de l'opération, à 38 degrés; les fils de sutures et le tampon sont enlevés au bout de huit jours après l'opération. On commence à faire de la mobilisation et du massage. Le malade commence à marcher, et dix-huit jours après l'opération il rentre chez lui. Au niveau du passage du tampon, il existe une petite plaie bourgeonnante, qui se ferme quelque temps après.

Résultats. — Une période de quatre ans s'étant maintenant écoulée depuis le moment de l'opération, l'état de l'articulation du malade peut être considéré maintenant presque certainement comme un état définitif.

La position du pied est parfaitement normale; les mouvements de flexion et d'extension s'exécutent facilement dans la nouvelle articulation tibio-tarsienne. Ils sont loin cependant d'approcher des limites normales.

Cependant le malade peut dépasser l'angle droit dans la flexion, ce qui est d'une importance capitale pour la marche. Les mouvements de pronation et de supination existent à un faible degré, mais le malade ne peut les faire spontanément.

Par contre, la marche se fait bien sans l'aide d'une canne. Le développement du pied réséqué ne se fait pas d'une façon aussi élastique que du côté sain et, pour cette raison, conserve une certaine raideur, mais il n'existe aucune boiterie. L'opéré monte à cheval, va à bicyclette ; comme membre du club alpin, il vient de faire une course de trois jours avec la section genevoise. Ayant été assuré contre les accidents, il avait demandé une indemnité, mais il a dû se contenter d'un acompte, les experts médicaux ayant jugé le rétablissement suffisant.

OBSERVATION III

(Due à l'obligeance de M. le Dr Jullié, médecin principal de l'hôpital militaire de Saint-Étienne.)

P... était soldat aux dragons lorsque, le 2 décembre 1899, en tombant de cheval au manège, il s'est fait une fracture des deux os de la jambe droite. Cette fracture siégeait à 6 ou 7 centimètres de la pointe des malléoles. Il existait une autre fracture de l'extrémité inférieure de la malléole externe, avec plaie cutanée voisine, non communicante. Ces fractures étaient sans déplacement notable des fragments, avec un peu d'écartement des malléoles, et déviation en dedans du segment inférieur du membre.

C'était donc une fracture sus-malléolaire par adduction de Tillaux, avec quelques variations dans son mécanisme.

Un mois et demi après le 19 janvier 1900, la famille veut avoir le blessé pour continuer les soins. La consolidation est parfaite, avec un peu d'élargissement apparent des malléoles. La mobilité du pied et la mobilité du membre sont normales. Œdème du pied dans la station debout. Une fois chez lui, P..., au lieu de se soigner, va à la chasse avec une béquille d'abord, une canne ensuite, aussi l'amélioration est lente, quoique effective. Il va chez ses parents à Lyon, fin mars ou commencement d'avril, et va consulter le Dr Poncet, qui le fait radiographier. M. Destot, qui fait la radiographie, constate une fracture de l'astragale. M. Poncet met un appareil plâtré qui se déforme rapidement, et P... revient le 19 juillet 1900 à l'Hôpital militaire de Saint-Etienne, le pied semi-ankylosé, en extension et adduction, recourbé sur la plante, les orteils fléchis en griffe. D'autre part, il y avait une atrophie marquée, avec paralysie à peu près absolue de tous les muscles de la jambe et du pied. Seul, l'extenseur du gros orteil esquissait parfois un mouvement.

A Saint-Etienne, le traitement a consisté en massage, redressement du pied par un appareil plâtré, avec lacs en caoutchouc, électrisation faradique. Deux mois après, paralysie guérie, le pied est redevenu mobile, mais la flexion est encore limitée ; marche facile avec une canne, mais avec claudication et douleur ; légère incurvation en dedans de l'extrémité inférieure de la jambe, au niveau de la fracture sus-malléolaire.

Œdème du pied dans la station debout prolongée.

Le blessé revu en janvier s'améliore, mais très lentement.

OBSERVATION IV

(Bergeret, thèse de Lyon, 1898.)

R... Joseph, employé à l'asile de Saint-Jean-de-Dieu. En octobre 1897, R... tombe d'une échelle. Le pied droit porte sur le trottoir et subit une vive torsion en dedans. La douleur est très violente. Le pied reste en varus, les malléoles sont très tuméfiées. Le malade est porté dans sa chambre.

Le lendemain, le Dr D... remet le pied dans la position normale et fait le diagnostic d'arrachement malléolaire. Le malade reste quatre semaines dans un plâtre ; le pansement une fois enlevé, le malade se remet à marcher petit à petit, mais il est encore obligé de se servir d'une canne et d'aller avec une extrême lenteur. Actuellement, le pied du malade présente ses parties supérieures considérablement augmentées de volume. Le pied semble luxé tout entier en dedans, de sorte que la jambe fait avec le pied un angle obtus ouvert en dedans et très appréciable à l'œil. De face, le diamètre bimalléolaire est augmenté de 1 cm. 50 au moins.

La malléole externe fait une saillie très prononcée quoique les contours en soient empâtés. Examinons le pied par son côté interne : on ne sent rien d'anormal, sinon que le diamètre antéro-postérieur paraît très allongé et que le malade dit qu'il est notablement abaissé. Mêmes phénomènes sur la paroi externe du pied, mais ils sont peu accusés. Même avec l'appui d'une canne, le malade ne peut absolument pas se tenir debout sur le pied malade seul. La marche ne peut se prolonger plus d'une heure sans que le repos soit nécessaire. Le malade n'accuse de douleur en aucun point, même à la pression.

Lorsqu'on regarde marcher R..., on voit que le poids du corps tout entier porte sur la partie externe du pied, en même temps que celui-ci fait un mouvement de rotation sur l'axe antéro-postérieur. Ce mouvement place le pied en varus et abaisse la malléole externe vers le sol. Le seul fait qui réveille la douleur consiste à projeter violemment la masse du pied contre la mortaise tibio-péronière.

Les mouvements d'extension, de flexion surtout, sont limités ; de même que les autres mouvements du pied ils sont indolores, sauf la flexion brusque forcée. L'ensemble du pied ne présente pas de mouvements de latéralité anormaux. Au palper, la tuméfaction considérable qui englobe tout le massif du pied empêche d'acquérir toute notion précise pouvant aider au diagnostic. La radiographie montre une fracture bimalléolaire compliquée d'une fracture de l'astragale.

OBSERVATION V

(Due à l'obligeance de M. le professeur agrégé Gangolphe.)

C..., Louis, plombier, rue de la Vigilance, fit une chute de 4 mètres, le pied éversé en dehors. Emporté à l'hôpital, il fut traité pour une fracture bimalléolaire, dans le service du Dr Mollière. Il ne quitta l'hôpital qu'à guérison complète. Depuis cette époque, il fit régulièrement son métier, ne manifestant aucune souffrance, si ce n'est quelques douleurs au niveau d'un durillon développé à l'insertion du tendon d'Achille sur le calcanéum. Il y a quelques jours, le malade, en tombant d'une échelle, se fit une légère entorse qui motive son séjour dans le service du Dr Gangolphe, le 4 janvier 1898. Ce qui frappe à première vue, c'est l'écartement considérable des malléoles. Le bas de la jambe est devenu globuleux, effacement des gouttières retro-malléolaires.

Enfin le calcanéum a conservé sa forme normale; le gonflement du pied s'étend plus bas que la ligne tibio-tarsienne et le pied présente un allongement apparent. Le palper révèle, au dedans de l'articulation tibio-tarsienne, une partie osseuse faisant très légèrement saillie, on sent immédiatement en dedans et en arrière des malléoles d'autres parties osseuses exubérantes, que surplombe le calcanéum. Il n'existe pas de mouvements de toute la partie postérieure du pied, et les mouvements se passent au niveau de l'articulation médio-tarsienne. Les rayons X confirment absolument ces données. Le plateau tibial est considérablement augmenté de volume et présente des ostéophytes. L'astragale est énorme, et déborde en arrière la face du calcanéum : il est soudé au tibia et présente un cal de 1 centimètre de hauteur. On voit des productions osseuses nouvelles, qui soudent l'astragale avec la petite apophyse du calcanéum. L'articulation astragalo-calcanéenne est aussi soudée. Enfin, sur la face postérieure du calcanéum, on voit une petite encoche qui peut contenir un pois.

Observation expérimentale (Ballenghien).

OBSERVATION VI

Homme de cinquante ans, taille moyenne. — Les jointures péronéo-tibiale et tibio-péronière sont mobilisées. Les pieds sont chaussés, maintenus à angle droit et liés l'un à l'autre. La chute a lieu d'une hauteur de 8 mètres sur la terre légèrement remuée. Le cadavre s'affaisse en tombant sur le sol et tombe en arrière.

La crépitation et la mobilité anormale révèlent une fracture de la malléole interne du côté gauche. La malléole interne droite est également brisée ; il existe une fracture bimalléolaire, et au niveau de l'interligne de la tibio-tarsienne, on perçoit une crépitation bruyante en imprimant au pied des mouvements de torsion.

A gauche. — La malléole interne est détachée suivant un plan horizontal passant à 4 millimètres au-dessus du plateau articulaire du tibia. L'apophyse postérieure de l'astragale est détachée de son corps suivant la forme bien connue : fragment pyramidal dont la face inférieure encroûtée de cartilage représente un triangle à base antérieure. Détail à noter : le trait de fracture ne passe pas dans la gouttière du long péronier. Fissures du calcanéum, du scaphoïde, des 2e et 3e cunéiformes. Il n'y a pas ici, à proprement parler, fracture bimalléolaire, mais la fracture de la malléole tibiale implique bien que les lésions, si le traumatisme avait été plus considérable, auraient été celles de la fracture Pouteau-Dupuytren, fracture par abduction de Tillaux; c'est une fracture de la malléole interne et une fracture de la malléole externe à 10 ou 12 millimètres de la pointe.

C'est d'ailleurs ce que va nous montrer l'examen de la jambe droite.

A droite, on trouve une fracture de la pointe de la malléole interne. Le péroné est brisé à 6 centimètres au-dessus de la pointe malléolaire externe. Il existe encore un troisième fragment taillé en forme de triangle, dont la base, longue de 3 centimètres, correspond à la face postérieure de l'os. L'astragale a le bord antérieur de sa trochlée érodée. A son voisinage immédiat, on voit que le tissu spongieux est à nu sur un espace grand comme une lentille, occupant le bord supéro-interne du col astragalien.

L'apophyse postérieure est détachée par un trait de fracture. Sur la face inférieure, le fragment représente un triangle ayant 12 millimètres à sa base, qui est antérieure, et 8 millimètres de hauteur. Le calcanéum ainsi que les autres os du tarse sont intacts.

Nous sommes donc ici réellement en présence d'une fracture de l'astragale compliquant une fracture bimalléolaire.

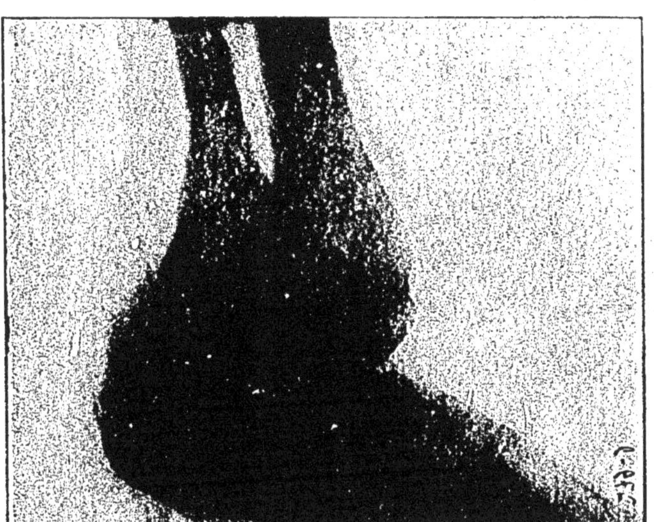

Radiographie de l'Observation I.

CONCLUSIONS

I. Il existe une complication, rare il est vrai, mais possible des fractures bimalléolaires, c'est la fracture de l'astragale.

II. Cette fracture astragalienne, de connaissance récente, est masquée le plus souvent par les signes de la fracture bimalléolaire.

III. Le diagnostic ne se pose souvent qu'après l'examen radiographique qui montre la complexité des lésions.

IV. Le pronostic emprunte sa gravité aux consolidations vicieuses, qui sont de règle dans les cas non traités.

V. Quant au traitement, il consiste dans l'astralagalectomie et la réfection de la mortaise tibio-péronière.

VI. Le procédé d'anaplastie malléolaire employé par M. le Dr Rafin trouve son application surtout dans les cas où l'articulation tibio-péronière inférieure a été gravement atteinte.

BIBLIOGRAPHIE

Dupuytren.
Malgaigne, Journal de chir., 1843.
Tillaux, Traité d'anatomie chirurgicale.
Duplay, Traité de chirurgie.
D. Mollière, Lyon médical, 1881.
Rochet, Revue d'orthopédie, 1890.
Destot (thèse de Bergeret 1898).
Rieffel, Traité de chirurgie, t. II.
Ollier, Traité des résections.
Gangolphe, thèse, 1882 (Huber, thèse, Lyon, 1897).
Vallas, Revue de chirurgie.
Ballenghien, thèse, Paris, 1900.
Goupp, Beitrage für klinisch. Chir., 1894.
Monahan, An inaugural Thésis Buffalo, 1858.
Thompson, Dublin, Journal of med. sc., 1884.

TABLE

Lyon. — Imp. A. Rey, 4, rue Gentil. — 28220

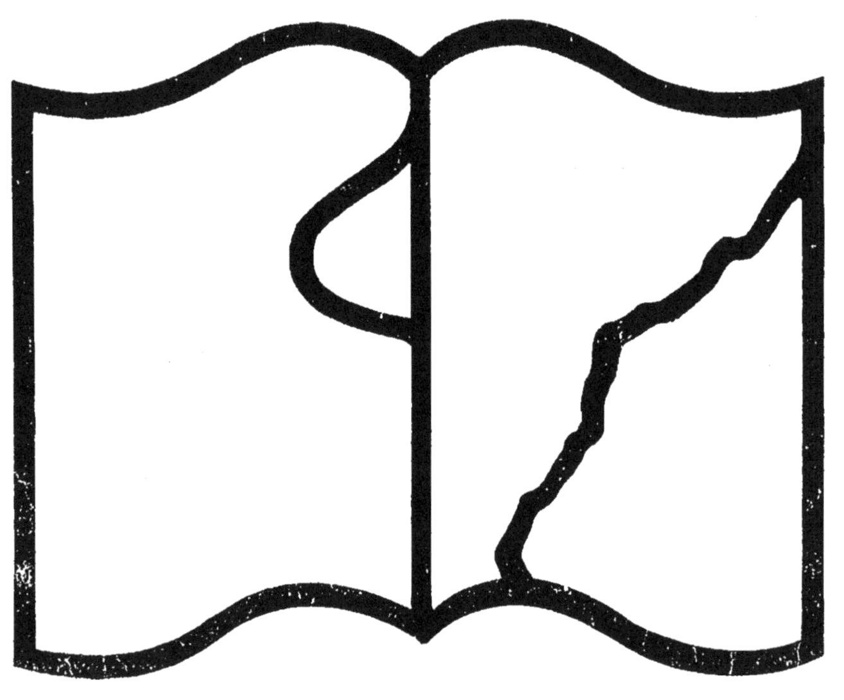

Texte détérioré — reliure défectueuse

NF Z 43-120-11

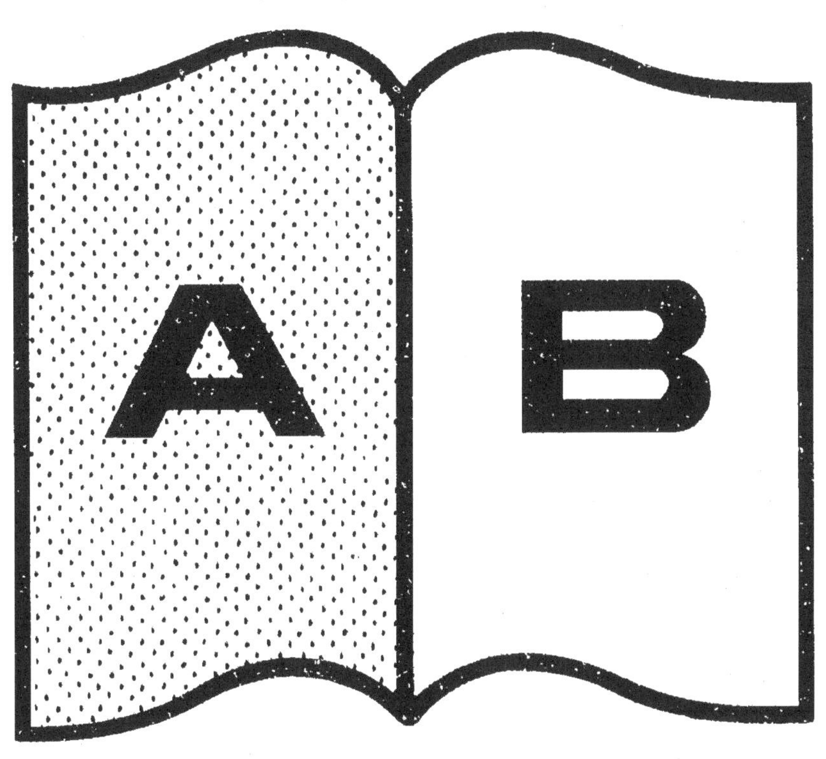

Contraste insuffisant

NF Z 43-120-14

www.ingramcontent.com/pod-product-compliance
Ingram Content Group UK Ltd.
Pitfield, Milton Keynes, MK11 3LW, UK
UKHW021145230726
13926UKWH00002B/941

9 782016 112090